JN057223

ぶっつけ本番

解剖生理学試験

初級編

サイオ出版

本書について

　解剖生理が苦手な皆様、ようこそ。本書はそんな皆様を応援いたします。医療関係に従事するもの、その基本中の基本が解剖学と生理学ですから。

　解剖生理は難しい科目です。まずその用語、そして読み方。常用漢字じゃない漢字が多くあります。だから書けない。読み方も音読みばかり。あと略語。アルファベットが２つ３つ４つ。それとやたらに長いカタカナ。

　用語ひとつとっても、難しいことばかりです。しかしどんな状況でも試験は受けなければなりません。わからないから「勘」でいい、という皆様もいらっしゃるでしょう。

　ただその「勘」を少しだけ極めてみましょう。例えば７月１日の日本の東京の天気を予想する問いに、晴れ、曇り、雨の三択があったとしましょう。全くの「勘」ならば何を選んでもいいわけですが、７月１日の東京は梅雨の可能性が高い、と思えば雨か曇りを選択します。

　本書は、解剖生理の試験で、１点でも多く点数を取るための本です。解剖生理をきちっと学ぶための本ではありません。１点でも多く点数を取るためには、それなりの知識が必要です。本書には「おぼえること」というのがいくつかあります。

　さきほどの、７月１日の東京は梅雨、という知識があるのとないのとでは、大きな違いがあるように、ほんの小さな知識が少しあるだけで、正解に結び付きやすくなります。本書の「おぼえること」は、そんな小さな知識です。

　梅雨前線がどうのとか、太平洋高気圧がどうのとか、ひいては地球の地軸の傾きがどうのとか、そういった根拠や理論は、知っていれば楽しいかもしれませんが、知らなくても天気の予想はできます。

　「おぼえること」の１つでも２つでも覚えれば、解剖生理の点数が１点２点と上がっていく可能性は高いと思います。この本はさっきも述べたように解剖生理の試験で、１点でも多く点数を取るための本です。解剖生理をきちっと学ぶための本ではありません。

解剖生理をきちっと学びたい人は、本書を買ってはいけません。でも万が一買ってしまったら。どこかにすぐ売り飛ばす前に、問題だけ解いてみてください。全問正解ならば、解剖生理の基礎はできているということになります。

　また、医療系の学校に入学したばかりの初々しい皆様も本書を買ってはいけません。なぜならば、この本は解剖生理を勉強したのちに、何らかの理由で解剖生理をあきらめ、でも点数だけはちょっと取りたい人のための本だからです。

　万が一、新入生の時期に本書を買ってしまったら、まずは本棚にしまっておくことをお勧めします。そして、解剖生理をある程度勉強したのちに、再びこの本を開き、問題が解けることを確認し、安心材料として使ってほしいです。

　では解剖生理が苦手な皆様、どこのページからでもいいです。最初の項目でも、興味のある項目でも、苦手そうな項目でも、まずはそのページの「おぼえること」を１つおぼえてみてください。

　2024（令和６）年　７月

サイオ出版解剖生理学問題研究所

CONTENTS

1 細胞・組織・器官の問題

> おぼえること
> 組織は上皮組織、支持（結合）組織、筋組織、神経組織の4種類がある。

Exercise 1

次のうち、誤っているものを1つ選べ。

1．細胞は、細胞膜に包まれ、その中に核と細胞質がある。

2．細胞が集まって器官をつくり、器官が集まって組織をつくる。

3．組織は上皮組織、支持組織、筋組織、神経組織に分けられる。

4．神経組織は、神経細胞と神経膠細胞からなる。

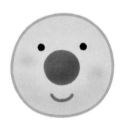 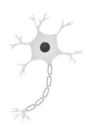

Answer

2

選択肢2について
同じ形やはたらきを持つ細胞が集まって一定のはたらきをするものが組織で、いくつかの組織が集まって一定の形態をつくりあるはたらきを行うものを器官といいます。

Exercise 2

次のうち、誤っているものはどれか。1つ選べ。

1．ホメオスタシスとは、血液量やその成分、体温などの生体の内部環境を一定に保つ仕組みである。

2．正中線は、体表上で人体を左右に分ける線である。

3．人体を構成する組織は、上皮組織・支持組織・筋組織の3つに分類される。

4．脳や脊髄、胸腹部の内臓をおさめる空間として、頭蓋腔・脊柱管・胸腔・腹腔(骨盤腔を含む)がある。

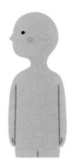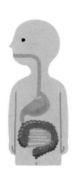

Answer

3

選択肢1について
ホメオスタシスという用語は、美容業界などでも使われている言葉ですが、もともとはギリシャ語で「同一の状態」という意味の造語です。生理学的にはからだの内部環境を一定に整えるはたらきのことで、生体恒常性(せいたいこうじょうせい)ともいいます。

選択肢4について
人体には、頭蓋腔(とうがいくう)、脊柱管(せきちゅうかん)、胸腔(きょうくう)、腹腔(ふくくう)の4つの体腔(たいくう)があり、胸腔と腹腔は横隔膜(おうかくまく)で仕切られています。それぞれの体腔には重要な臓器が納められ保護されています。

2 骨系の問題 ①

Exercise 1

次のうち、誤っているものを1つ選べ。

1．骨盤は寛骨、仙骨及び尾骨から構成される。

2．前頭骨と頭頂骨はラムダ縫合にて結合している。

3．膝関節は大腿骨、脛骨及び膝蓋骨から構成される。

4．胸郭は12対の肋骨、12個の胸椎及び1個の胸骨から構成される。

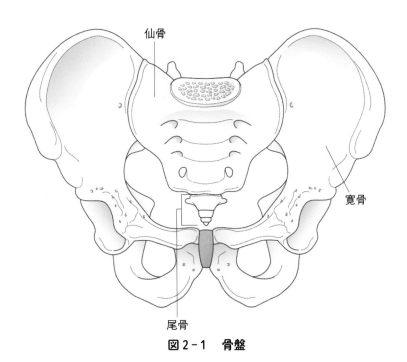

図2-1　骨盤

2

選択肢2について

頭の骨には脳を入れる脳頭蓋があり、前頭骨、頭頂骨、側頭骨、後頭骨などから構成されています。それぞれの骨は縫合により結合しており、前頭骨と頭頂骨は冠状縫合、頭頂骨と後頭骨はラムダ縫合、左右の頭頂骨は矢状縫合、頭頂骨と側頭骨は鱗状縫合でそれぞれ結合しています。

ちなみに、頭の骨は頭蓋骨といいますが、医学用語ではこれを「とうがいこつ」と読みます。一般的には「ずがいこつ」と読むことが多いと思います。

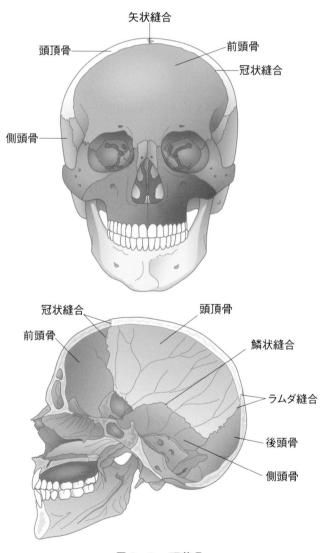

図2−2　頭蓋骨

Answer

選択肢3について
膝の関節を膝関節といい、大腿骨の下端と下腿の骨の脛骨の上端、および膝蓋骨から構成されています。膝蓋骨は、俗にひざのお皿とよばれています。

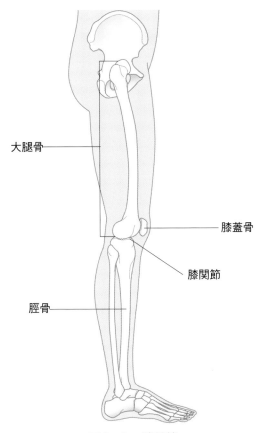

大腿骨

膝蓋骨

膝関節

脛骨

図2-3 膝関節

Exercise 2

骨格系に関わる構造とその特性について、正しいものを1つ選べ。

1．健康な人の脊柱は、左右に彎曲がみられる。

2．造血能を有する骨髄は、黄色を呈している。

3．靱帯は、関節を保護する軟骨性の組織である。

4．骨盤は、左右の寛骨・仙骨・尾骨からなる。

4

選択肢2について
赤色骨髄が造血能を有しており、豊富な血液のために赤くみえます。黄色骨髄は、造血能が減退し脂肪化しているため、黄色にみえます。

選択肢3について
靭帯は、丈夫な結合組織であり、膠原線維（コラーゲン）が密になっている密性結合組織でつくられています。関節の軟骨は、骨端の関節面を覆い、水分などが主成分になっています。

3 骨系の問題 ②

> **おぼえること**
> 胸郭（きょうかく）は12個の胸椎（きょうつい）と12対の肋骨（ろっこつ）と1個の胸骨（きょうこつ）からなる。

Exercise 1

胸骨について正しいものを1つ選べ。

1．左右12対ある。

2．胸郭の前面正中部にある。

3．弓状に曲がった長骨である。

4．胸骨柄と剣状突起の2部からなる。

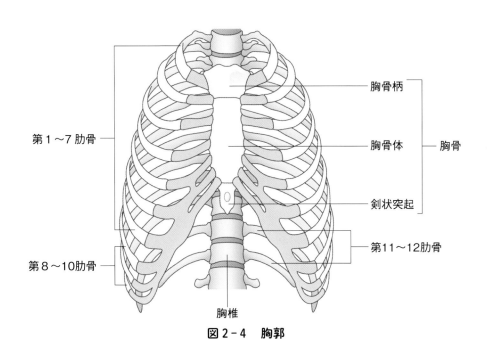

図2-4　胸郭

2

選択肢 2 について
胸骨は胸の真ん中にある骨で、形状は曲がっておらず、扁平つまり平べったい形をしています。胸骨は細かく分けると胸骨柄・胸骨体・剣状突起の 3 部からなっています。

Exercise 2

次のうち、正しいものを 1 つ選べ。

1．胸椎は、10個の椎骨で形成される。

2．第 1 頸椎は、軸椎ともよばれる。

3．脊柱は、頸部と腰部で前彎している。

4．椎弓の後方に横突起、両側に棘突起がある。

Answer

3

選択肢 2 について
脊柱の胸部を胸椎といい、12個の椎骨で形成されています。頸椎は一般的には首の骨で、第 1 頸椎はその一番上に位置する骨です。環状つまりリングのような形状をしており環椎とよばれています。軸椎は第 2 頸椎のことです。

選択肢 3 について
脊柱は一般的には背骨といわれ、首からお尻まで一つにつながっています。32から34個の椎骨が積み重なっています。全体に彎曲つまり弓状に曲がっています。頸部が前彎つまりからだの前方に彎曲しており、胸部（胸の部分）が後彎、腰部（腰の部分）が前彎、仙尾部が後彎しています。

選択肢 4 について
椎骨の後ろの部分つまり背中側を椎弓といいます。椎弓の後方から出るのが棘突起で、両側から出るのが横突起です。

Exercise 3

次のうち、誤っているのものを１つ選べ。

1．第１頸椎は、その形から環椎ともよばれる。

2．胸椎は、後方に彎曲している。

3．腰椎は、６個の椎骨からなる。

4．肋骨は、左右12対ある。

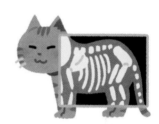

Answer

3

選択肢３について
腰椎は脊柱の腰の部分で５個の椎骨からなっています。そのほか、頸椎が７個、胸椎が12個、仙椎が５個、尾椎３〜５個の椎骨で脊柱は構成されています。肋骨は第１肋骨から第12肋骨まで、左右12対で構成されています。

4 筋系の問題 ①

Exercise 1

次のうち、誤っているものを1つ選べ。

1．内分泌腺はホルモンを分泌する。

2．染色体にはDNA（デオキシリボ核酸）が含まれている。

3．膠様組織は臍帯にみられる。

4．心筋は随意筋である。

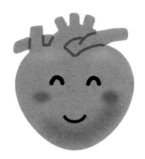

Answer

4

選択肢4について
「随意」には「自分の思うまま」という意味があるように、自分の意志で収縮させることができる筋肉を随意筋、収縮できない筋肉を不随意筋といいます。よって、心臓壁をつくる心筋は不随意筋になります。

Exercise 2

次のうち、誤っているものを1つ選べ。

1．骨膜は、血管や神経に富む。

2．赤色骨髄は、造血機能がある。

3．骨格筋は、横紋筋である。

4．平滑筋は、随意筋である。

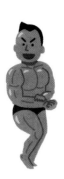

Answer

4

選択肢1について
骨は関節面を除き骨膜(こつまく)に包まれています。骨膜は血管や神経が豊富で、骨の栄養と知覚と再生に関与しています。

選択肢3について
筋は骨格筋と心筋と平滑筋の3つ分かれます。このうち骨格筋と心筋には横紋(おうもん)と呼ばれる縞模様(しまもよう)がみられるので横紋筋(おうもんきん)とよばれます。平滑筋は不随意筋で、自律神経(じりつしんけい)の支配を受け、意志によって動かすことはできません。主に内臓器官は平滑筋でできています。

5 筋系の問題 ②

おぼえること
上 腕二頭筋は肘関節を屈曲させる屈筋である。
じょうわん に とうきん ちゅうかんせつ くっきょく くっきん

Exercise 1

次のうち、誤っているものを1つ選べ。

1．腓腹筋とヒラメ筋は合して、アキレス腱となる。

2．上腕二頭筋は、肘関節の伸展を行う。

3．無酸素運動下では、筋肉内に乳酸が蓄積しやすい。

4．平滑筋は、主として内臓器官に存在する不随意筋である。

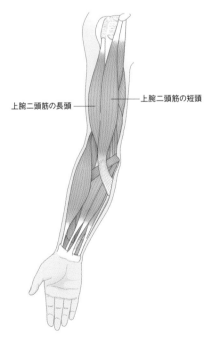

上腕二頭筋の長頭 ——   —— 上腕二頭筋の短頭

図2−5　上腕二頭筋

Answer

2

選択肢1について
ギリシャ神話の大英雄アキレスは、踵（かかと）が弱点だったのでアキレス腱の名がつけられました。アキレス腱は踵骨腱（しょうこつけん）ともいって、ふくらはぎにあたる腓腹筋（ひふくきん）とその深部にあるヒラメ筋が合流してつくられています。

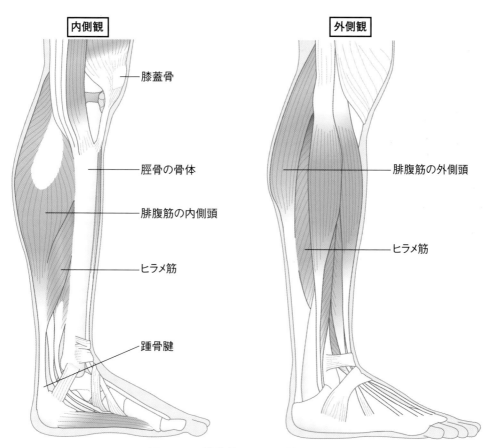

図2-6　腓腹筋、ヒラメ筋、踵骨腱

6 循環器系の問題

> おぼえること
> 肺動脈には静脈血が流れている。
> (はいどうみゃく) (じょうみゃくけつ)

Exercise 1

次のうち、誤っているものを1つ選べ。

1．肺動脈には、動脈血が流れている。

2．門脈には、静脈血が流れている。

3．胸管には、リンパが流れている。

4．クモ膜下腔には、脳脊髄液が流れている。

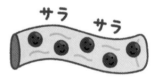

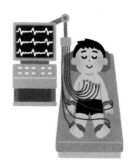

Answer

1

選択肢1について
血液の循環は、右心室→肺動脈（静脈血）→肺（ガス交換）→肺静脈（動脈血）→左心房→左心室→大動脈（動脈血）→全身（毛細血管）→静脈→大静脈（静脈血）→右心房→右心室と流れており、1周するのにだいたい30秒くらいかかります。

選択肢2について
胃や腸、膵臓や脾臓から出る静脈血は門脈という血管を通って肝臓に入ります。肝臓には肝動脈から動脈血も入るため、動脈血と静脈血の両方が入ることになります。7割が門脈から入る静脈血で3割が肝動脈から入る動脈血です。

Exercise 2

循環器系について、誤っているのはどれか。

1．心電図には、PQRST と名付けられた波がある。

2．肺動脈には、静脈血が流れている。

3．脳に分布する動脈は、内頸動脈だけである。

4．心臓機能の調節は、交感神経・副交感神経の支配を受けている。

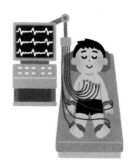

3

選択肢 1 について
心電図の波には名前が付いています。アルファベッド順に名前が付いているのでとても覚えやすいです。ABCD・・・LMNO〔PQRSTU〕VWXYZ とアルファベッドが並びますが、P から U の部分を取り、P 波 Q 波 R 波 S 波 T 波 U 波となります。U 波はほとんどみられません。

選択肢 3 について
左右の内頸動脈と左右の椎骨動脈の計 4 本の動脈が脳に血液を送っています。内頸動脈と椎骨動脈は、心臓の左心室から起こる大動脈が枝分かれして起こる動脈です。

7 血液の問題

おぼえること
血液の pH が基準範囲より大きくなった場合はアルカローシス、小さくなった場合をアシドーシスという。

Exercise 1

体液について、誤っているのはどれか。

1．AB 型の血液には、A と B 両方の抗原がある。

2．血液の pH が基準（正常）範囲（7.4±0.05）より大きくなった場合をアシドーシスという。

3．血小板は、血液凝固に重要な役割を果たす。

4．赤血球の機能は、酸素（O_2）・二酸化炭素（CO_2）の運搬である。

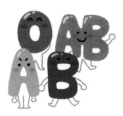

Answer

2

選択肢 2 について
アルカローシスとアシドーシスには呼吸性（こきゅうせい）と代謝性（たいしゃせい）があります。つまり、呼吸性アルカローシス、呼吸性アシドーシス、代謝性アルカローシス、代謝性アシドーシスの 4 つがあるということになります。

呼吸異常が原因で起こる場合が呼吸性ですが、例えば過呼吸（かこきゅう）（過換気症候群（かかんきしょうこうぐん））などで過度に二酸化炭素が排出されると呼吸性アルカローシスが起こります。呼吸異常以外の原因、例えば腎臓の異常、糖尿病（とうにょうびょう）、消化器疾患が原因で起こる場合は代謝性です。

Exercise 2

血液について、正しいものはどれか。

1．血清からフィブリンを除いたものが、血漿である。

2．血液のpHが、基準範囲より小さくなった場合をアルカローシスという。

3．生理的食塩水の濃度は、0.9％である。

4．赤血球沈降速度は、血液の凝固速度をみる検査である。

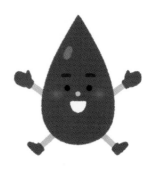

Answer

3

選択肢1について
「血漿（けっしょう）からフィブリノゲンを除くと血清（けっせい）になる。」これも覚えてほしいことの1つです。血液成分は約45％が赤血球、白血球、血小板で、残りの55％が血漿です。血漿の中にはフィブリノゲンのほかにもいろいろ含まれていますが大部分は水です。

選択肢4について
赤血球沈降速度（せっけっきゅうちんこうそくど）の沈降は、沈んで下がるという意味ですので、赤血球沈降速度は読んで字のごとく、赤血球が沈む速度ということになります。おもに炎症の程度を調べる検査です。この検査を行うときは、血液にクエン酸ナトリウムを加えて血液が固まらないようにする必要があります。

8 血圧の問題

> おぼえること
> レニンは血圧を上昇させるはたらきがある。

Exercise 1

次のうち、誤っているものを1つ選べ。

1．ネフロン（腎単位）は、腎小体と尿細管で構成される。

2．レニンは、血圧を低下させる働きがある。

3．尿は、腎盤（腎盂）→尿管→膀胱→尿道の順に流れる。

4．男性の尿道は、前立腺を貫通する。

Answer

2

選択肢1について
腎小体は糸球体とそれを包むボウマン嚢からなる。腎小体と尿細管を合わせてネフロンとよび、1つの腎臓に約100万個ある。

Exercise 2

次のうち、正しいものを1つ選べ。

1．腎小体と尿細管を合わせたものはネフロンとよばれ、腎臓で尿がつくられる機能単位である。

2．糸球体で水とともに濾過されたグルコースやアミノ酸は、遠位尿細管で再吸収される。

3．腎臓の輸出細動脈壁にはレニンを分泌する細胞があり、血圧上昇作用がある。

4．排尿中枢は膀胱にあるが、膀胱内圧の低いうちは大脳の働きで尿意を抑制できる。

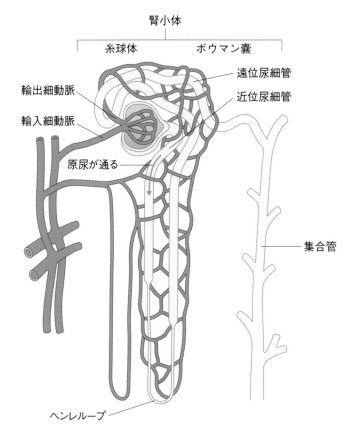

図 8-1　腎小体

Answer

1

選択肢 3 について
レニンは、糸球体に血液を送り込む輸入細動脈の壁にある傍糸球体細胞から分泌されます。レニンは、血漿中にあるアンギオテンシノゲンをアンギオテンシン I に変え、さらにアンギオテンシン変換酵素の作用によりアンギオテンシン II に変わります。そして、アンギオテンシン II は、血管収縮作用があるため血圧が上昇します。

ここの 2 つの問題は、腎・泌尿器系に分類される問題ですが、レニンのはたらきを知っているだけで解答が導きやすくなる問題です。

Exercise 3

血圧を上昇させる生体内物質として、誤っているものはどれか。

1．アドレナリン

2．バゾプレッシン

3．アンギオテンシンⅡ

4．乳酸

Answer

4

選択肢について
アドレナリン、ノルアドレナリン、バゾプレッシン、アンギオテンシンⅡは血圧を上昇させます。乳酸(にゅうさん)は、血管を収縮させないので血圧を上昇させる物質ではありません。

9 呼吸器系の問題

Exercise 1

呼吸器系について、誤っているものを1つ選べ。

1．ビオー呼吸では、呼吸数と呼吸量が周期的に変動する。

2．成人では、安静時に1回の呼吸で出入りする空気の量は、約500mlである。

3．呼吸には、内呼吸と外呼吸がある。

4．肺門には、気管支や肺動静脈が出入りしている。

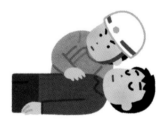

Answer

1

選択肢1について
ビオー呼吸とは、無呼吸の状態から急に速い呼吸を行い、また無呼吸になることが繰り返される呼吸ですが、周期は不規則です。このような異常呼吸は重篤(じゅうとく)な状態が多いといわれています。

選択肢3について
肺で行われる空気と血液のガス交換を外呼吸(がいこきゅう)といい、それにより血液に酸素が取り込まれます。その酸素を血液が各細胞に運び利用されます。利用の結果生じた二酸化炭素はまた肺に運ばれます。この血液と各細胞の間で行われるガス交換を内呼吸(ないこきゅう)といいます。

Exercise 2

次のうち、誤っているものを1つ選べ。

1. 縦隔には、心臓・肺・気管・食道が存在する。

2. 吸息時には、胸郭と横隔膜が囲む容積が拡大する。

3. 血液中の二酸化炭素濃度は、呼吸中枢に影響を与える。

4. 安静時の1回換気量は、成人で約500mlである。

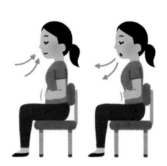

Answer

1

選択肢1について
左右の肺に挟まれた部分を縦隔（じゅうかく）というので、肺は含まれません。縦隔には心臓、気管（きかん）、食道（しょくどう）、血管などがおさまっています。

選択肢2について
息を吸い込むことを吸気（きゅうき）または吸息（きゅうそく）といい、息を排出することを呼気（こき）または呼息（こそく）といいます。呼吸は横隔膜（おうかくまく）や外肋間筋（がいろっかんきん）のはたらきによって行われ、吸気の時は胸郭も拡大します。

10 消化器系の問題

Exercise 1

消化器系について、誤っているものを1つ選べ。

1．小腸と結腸の粘膜面には、輪状のヒダとそれを覆うように無数の絨毛がある。

2．食道には起始部、気管分岐部、横隔膜貫通部の3か所の生理的狭窄部がある。

3．胃の筋層は3層からなり、特に幽門部では中輪層が発達して幽門括約筋となる。

4．肝臓からの総肝管と胆嚢からの胆嚢管が合流して総胆管となる。

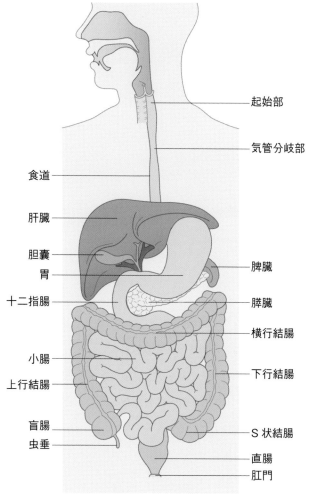

図10-1 消化管

Answer

1

選択肢1について
結腸は大腸の大部分を占め、盲腸から続いています。結腸を含む大腸には輪状ヒダや絨毛はありません。

選択肢2について
食道は約25センチあり、食道の入口にあたる起始部、左気管支と大動脈弓が交差する気管分岐部、横隔膜を貫いている横隔膜貫通部の3か所がやや狭くなっており、生理的狭窄部とよばれています。

11 腎・泌尿器系の問題

> **おぼえること**
> 原尿の99％は、尿細管や集合管で再吸収される。

Exercise 1

腎尿路系について、誤っているものを1つ選べ。

1．糸球体濾液（原尿）のほとんどは、尿細管で再吸収される。

2．近位尿細管は、糸球体で濾過されたブドウ糖・アミノ酸・水・電解質をおもに再吸収する。

3．健康な人の糸球体濾過量（GFR）は、5〜10ml/分である。

4．排尿は、脊髄にある排尿中枢が関係している。

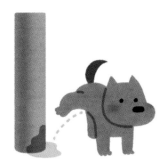

Answer

3

選択肢3について
糸球体濾過量とは、1分間に糸球体で濾過される量をあらわしており、成人女性は約110ml/分で成人男性は約125ml/分です。糸球体では水分、グルコース、アミノ酸、電解質などが濾過され、これを糸球体濾液（原尿）といいます。

12 生殖器系の問題

> おぼえること
> 通常の受精は卵管膨大部で行われる。

Exercise 1

次のうち、誤っているものを1つ選べ。

1. 精子と卵子の受精は通常、卵管膨大部で行われ子宮内膜に着床する。

2. 胎盤は、母体側の絨毛膜有毛部と胎児側の基底脱落膜からなる。

3. 前立腺は膀胱の下方、直腸の前にあり、尿道と射精管が貫いている。

4. 成熟卵子及び成熟精子は、常染色体と性染色体をもつ。

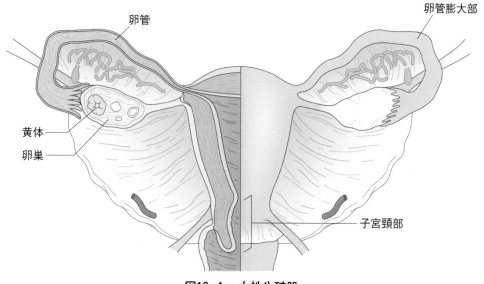

図12-1　女性生殖器

2

選択肢 2 について
胎児を包む膜からできるのが絨毛膜有毛部で母体側の子宮粘膜からできるのが基底脱落膜です。この２つが向き合って胎盤になります。

13 内分泌系の問題　①

> おぼえること
> 膵臓のランゲルハンス島にはインスリンを分泌する B 細胞と、グルカゴン
> を分泌する A 細胞、ソマトスタチンを分泌する D 細胞がある。

Exercise 1

次のうち、正しいものはどれか。1つ選べ。

1．ホルモンは導管を通って体内に分泌される。

2．膵臓のランゲルハンス島 B 細胞はグルカゴンを分泌する。

3．インスリンは血糖値を上昇させるはたらきがある。

4．カルシトニンは甲状腺から分泌されるホルモンである。

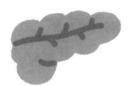

Answer

4

選択肢1について
ホルモンは導管（どうかん）を介さず直接血液中に分泌され、各標的細胞に作用します。

選択肢2，3について
膵臓のランゲルハンス島 B 細胞からはインスリンが分泌され、血糖値を低下させます。これが不足すると糖尿病になります。

Exercise 2

次のうち、誤っているのものを1つ選べ。

1．パラソルモンは血中のカルシウム濃度を上昇させる。

2．ガストリンは消化管ホルモンである。

3．アドレナリンは血糖値を上昇させる。

4．膵臓のランゲルハンス島は、膵液を分泌する。

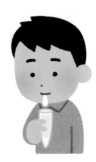

Answer

4

選択肢2について
胃の幽門部(ゆうもんぶ)にあるG細胞から分泌されるガストリンは、胃底腺(いていせん)の壁細胞からの胃酸の分泌を促進します。

選択肢4について
膵液(すいえき)はランゲルハンス島ではなく、膵臓の腺房細胞(せんぼうさいぼう)から分泌される消化液の1つで、タンパク質、糖質、脂肪を分解するはたらきを持っています。

14 内分泌系の問題 ②

> おぼえること
> 下垂体後葉からはバソプレシン（抗利尿ホルモン）とオキシトシンが分泌される。

Exercise 1

下垂体後葉から分泌されるホルモンは次のうちどれか。1つ選べ。

1．成長ホルモン

2．プロラクチン

3．抗利尿ホルモン

4．卵胞刺激ホルモン

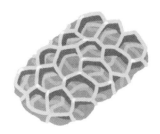

3

選択肢1，2について
下垂体には下垂体前葉と下垂体後葉があり、それぞれ分泌されるホルモンが違います。下垂体前葉からは、成長ホルモン、甲状腺刺激ホルモン、副腎皮質刺激ホルモン、性腺刺激ホルモン、プロラクチンなどが分泌されます。

選択肢4について
性腺刺激ホルモンには、卵胞刺激ホルモンと黄体形成ホルモンの2種類に分けられます。卵胞刺激ホルモンは、卵胞の発育の刺激や、精子形成の促進の働きがあり、黄体形成ホルモンは、黄体（排卵を終えた卵胞）の形成と男性ホルモンの分泌刺激があります。

Exercise 2

下垂体後葉から分泌されるホルモンについて、正しいのはどれか。

1．成長ホルモン（GH）

2．甲状腺刺激ホルモン（TSH）

3．副腎皮質刺激ホルモン（ACTH）

4．抗利尿ホルモン（ADH）

4

選択肢について
アルファベットで略されていますが、最後の「H」は hormone（ホルモン）の「H」です。覚えておくと少しだけ役に立ちます。

15 神経系の問題 ①

> おぼえること
> 体温調節中枢は視床下部にある。
> <ruby>体温調節中枢<rt>たいおんちょうせつちゅうすう</rt></ruby>は<ruby>視床下部<rt>ししょうかぶ</rt></ruby>にある。

Exercise 1

体温とその調節について、正しいのはどれか。1つ選べ。

1. 体温調節中枢は、延髄にある。

2. 不感蒸泄とは、皮膚や気道を介して絶えず行われている水分の蒸発のことである。

3. 寒いときのふるえは、熱放散のために骨格筋が収縮している状態である。

4. 基礎体温とは、就寝直前に測定される体温のことである。

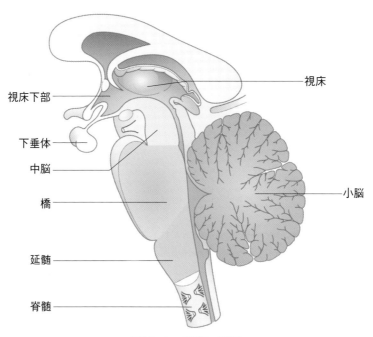

視床下部
視床
下垂体
中脳
橋
小脳
延髄
脊髄

図15-1　間脳の構造

2

選択肢 3 について
寒いときの起こるふるえは、熱を産生するために骨格筋が収縮している状態の現れです。汗をかくなどの発汗が熱を放散させます。これらにより体温を一定の基準値になるように調節されています。

選択肢 4 について
基礎体温とは安静時の体温になります。朝目覚めた直後の活動していない状態で測定する必要があります。

Exercise 2

次のうち、誤っているのはどれか。

１．大脳皮質は、灰白質である。

２．体温調節中枢は、中脳にある。

３．呼吸中枢は、延髄にある。

４．脊髄の下端は、第１〜２腰椎の高さにある。

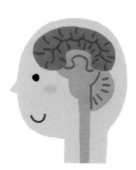

Answer

2

選択肢 3 について
延髄は脳幹にあり、脳幹は延髄、橋、中脳の３つに分かれます。脳幹には呼吸や消化などに関する重要な中枢がありますが、おぼえること、にもあるように体温調節中枢は視床下部にあります。視床下部は間脳にあります。

16 神経系の問題 ②

おぼえること
運動性言語中枢（ブローカ野）は前頭葉に、感覚性言語中枢（ウェルニッケ野）は側頭葉にある。

Exercise 1

大脳皮質の機能局在で正しいものを１つ選べ。

1．視覚野は前頭葉にある。

2．聴覚野は後頭葉にある。

3．運動野は中心溝の後方にある。

4．感覚性言語野（ウェルニッケ中枢）は側頭葉にある。

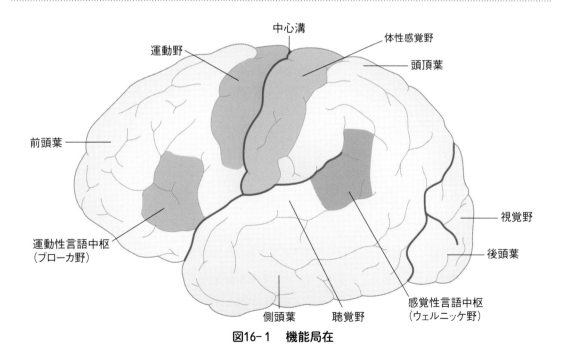

図16-1　機能局在

4

問題文について

大脳は脳溝という溝（みぞ）で分かれており、前頭葉、後頭葉、頭頂葉、側頭葉の４つに区分されています。それぞれの区分は、特定の機能と関係しており、それを機能局在といいます。

選択肢について

どの区分が何の機能に関係しているのかを大まかにみますと、前頭葉は運動性言語中枢（ブローカ野）と運動野、後頭葉は視覚野、頭頂葉は体性感覚野、側頭葉は感覚性言語中枢（ウェルニッケ野）と聴覚野となります。

Exercise 2

次のうち正しいものを１つ選べ。

１．大脳皮質の中心溝の前に体性感覚野がある。

２．側頭葉の下面に嗅覚中枢がある。

３．後頭葉の内側面に視覚野がある。

４．前頭葉の上面に聴覚野がある。

3

選択肢１について

前頭葉と頭頂葉の間にある溝を中心溝といい、その中心溝の前、つまり前頭にあるのが運動野で、中心溝の後ろ、つまり頭頂葉にあるのが体性感覚野になります。

Exercise 3

次のうち誤っているものを１つ選べ。

１．心臓・血管の中枢は、小脳にある。

２．レム睡眠（逆説睡眠）時には、脳波は低振幅速波である。

３．感覚性言語中枢がおかされると、言葉の意味がわからなくなる。

４．有髄神経の伝達速度は、無髄神経よりも著しく速い。

Answer

1
選択肢1について
心臓のはたらきの調節、血管運動により血圧を調節する中枢は脳幹にあります。

選択肢3について
感覚性言語中枢（ウェルニッケ野）が障がいされると、言葉の意味が理解できなくなり、運動性言語中枢（ブローカ野）が障がいされると、言葉を話すことが出来なくなります。

17 感覚器系の問題

> おぼえること
> 内耳にあるコルチ器（ラセン器）は、音を感知する装置である。

Exercise 1

次のうち誤っているものを1つ選べ。

1．外耳・内耳は、音波の伝達器である。

2．鼓室内には、3個の耳小骨がある。

3．蝸牛管の中のコルチ器（ラセン器）は、平衡感覚をつかさどる。

4．骨迷路は、前庭・骨半規管・蝸牛からなる。

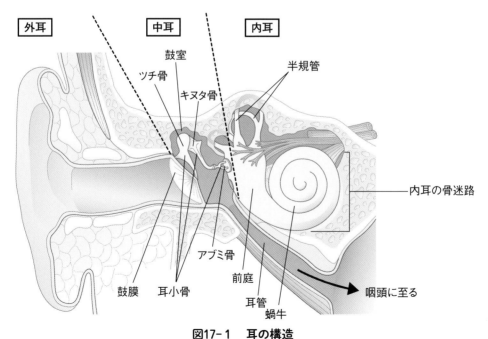

図17-1　耳の構造

Answer

3

選択肢 1 について
耳は音を聞き取ることと、平衡感覚_{へいこうかんかく}や回転などを整える機能があります。外耳_{がいじ}、中耳_{ちゅうじ}、内耳_{ないじ}の 3 部からなっています。外耳の部分が、外側に見えている耳の部分です。

選択肢 2 について
中耳は鼓膜_{こまく}、鼓室_{こしつ}、耳管_{じかん}からなり、鼓室にはツチ骨_{こつ}、キヌタ骨、アブミ骨の 3 つの耳小骨_{じしょうこつ}があります。耳管は普段は閉じていますが、食べ物を飲み込んだり、あくびをしたりすると開きます。

選択肢 3，4 について
内耳は、骨迷路_{こつめいろ}と膜迷路_{まくめいろ}からなり、これらの迷路は前庭_{ぜんてい}、蝸牛_{かぎゅう}、半規管_{はんきかん}からなっています。それぞれが聴覚_{ちょうかく}と平衡感覚にかかわる感覚器になります。蝸牛の中にあるコルチ器が音を感知する装置です。

18　イラストの問題

それぞれのイラストの四角に名称などを書き込んでみましょう。
解答はそれぞれの章のイラストを参考にしてください。

Exercise 1　骨盤

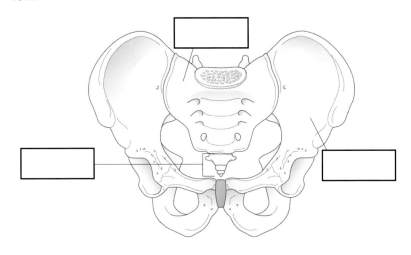

Exercise 2　頭蓋骨

矢状縫合　　　　　冠状縫合　　　　　鱗状縫合

冠状縫合　　　　　　　　　　　　　　ラムダ縫合

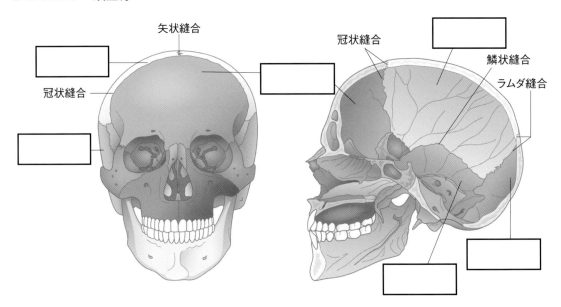

Exercise 3　胸郭

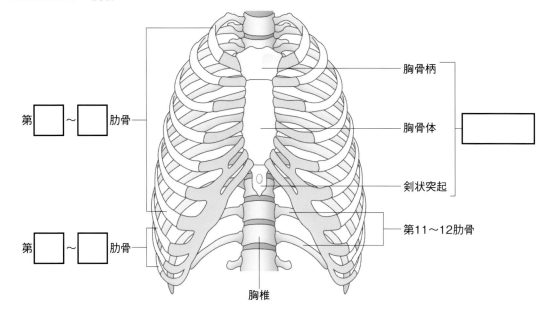

第 [　] ～ [　] 肋骨

胸骨柄

胸骨体

[　]

剣状突起

第11～12肋骨

第 [　] ～ [　] 肋骨

胸椎

Exercise 4　上腕の筋

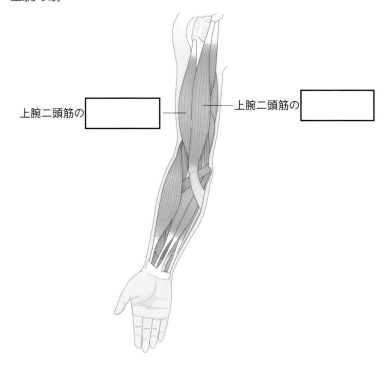

上腕二頭筋の [　]

上腕二頭筋の [　]

Exercise 5　下腿の筋

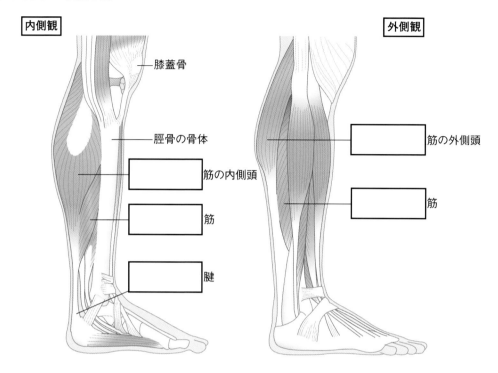

内側観

- 膝蓋骨
- 脛骨の骨体
- 筋の内側頭
- 筋
- 腱

外側観

- 筋の外側頭
- 筋

Exercise 6　腎小体の構造

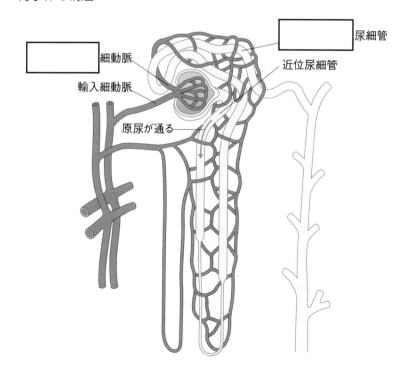

- 細動脈
- 輸入細動脈
- 原尿が通る
- 尿細管
- 近位尿細管

Exercise 7　消化管

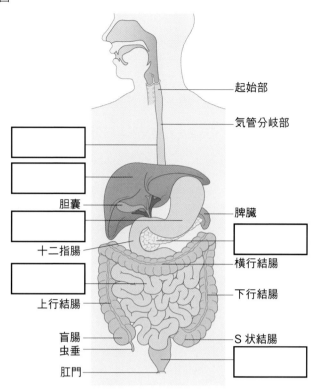

起始部

気管分岐部

胆嚢

脾臓

十二指腸

横行結腸

上行結腸

下行結腸

盲腸
虫垂

S状結腸

肛門

Exercise 8　女性生殖器

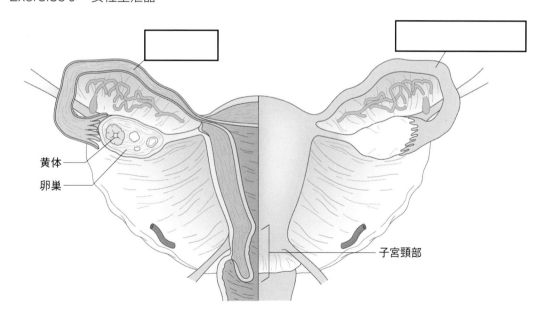

黄体

卵巣

子宮頸部

Exercise 9　間脳の構造

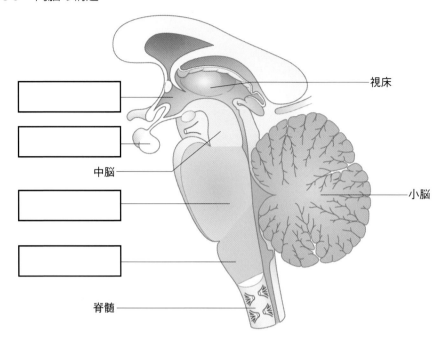

視床

中脳

小脳

脊髄

Exercise10　大脳皮質にある機能局在

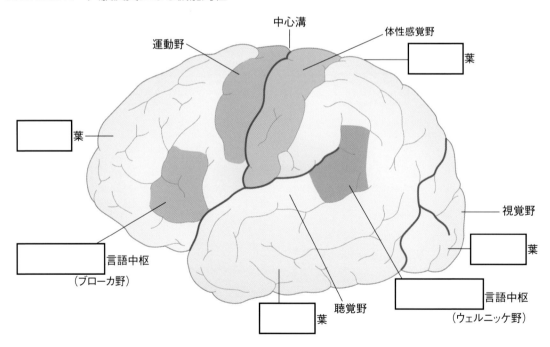

中心溝

運動野

体性感覚野

葉

葉

視覚野

葉

言語中枢
（ブローカ野）

聴覚野

葉

言語中枢
（ウェルニッケ野）

Exercise11　耳の構造

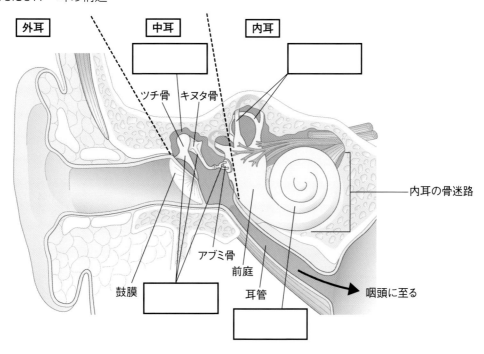

外耳

中耳

内耳

ツチ骨　キヌタ骨

内耳の骨迷路

アブミ骨

前庭

鼓膜

耳管

咽頭に至る

19 漢字の読みの問題

Exercise 1　下線部分の漢字の読みを書きましょう。

問題		解答欄
1，	細胞は<u>細胞膜</u>に包まれている	
2，	人体には４つの<u>体腔</u>がある	
3，	<u>胸腔</u>と<u>腹腔</u>は<u>横隔膜</u>で仕切られている	
4，	頭の骨には脳を入れる<u>脳頭蓋</u>がある	
5，	膝の関節を<u>膝関節</u>という	
6，	<u>脊柱</u>は32〜34個の<u>椎骨</u>が積み重なっている	
7，	<u>腰椎</u>は脊柱の腰の部分で５個の椎骨からなる	
8，	心筋は<u>不随意筋</u>である	
9，	<u>血小板</u>は<u>血液凝固</u>の役割を果たす	

Exercise 2　下線部分の漢字の読みを書きましょう。

問題		解答欄
1,	<u>血漿</u>からフィブリノゲンを除くと<u>血清</u>になる	
2,	肺で行われる呼吸を<u>外呼吸</u>という	
3,	食道には3か所の<u>生理的狭窄部</u>がある	
4,	通常の受精は<u>卵管膨大部</u>で行われる	
5,	<u>下垂体</u>には下垂体<u>前葉</u>と下垂体<u>後葉</u>がある	
6,	呼吸中枢は<u>延髄</u>にある	
7,	<u>骨格筋</u>と<u>心筋</u>は<u>横紋筋</u>と呼ばれる	

20 漢字の書きの問題

Exercise 1 　下線部分のひらがなを漢字で書いてみましょう。

問題	解答欄
1, 組織が集まって<u>きかん</u>をつくる	
2, 骨盤は<u>かんこつ</u>、<u>せんこつ</u>、<u>びこつ</u>からなる	
3, 膝のお皿のことを<u>しつがいこつ</u>という	
4, 胸骨は<u>きょうかく</u>の前面正中部にある	
5, 第1頸椎は<u>かんつい</u>ともよばれる	
6, 第2頸椎は<u>じくつい</u>ともよばれる	
7, <u>こっかくきん</u>は随意筋である	
8, 主に内臓器官は<u>へいかつきん</u>でできている	
9, 踵骨腱は<u>ひふく</u>筋とヒラメ筋が合流してつくられる	
10, アルカローシスには呼吸性と<u>たいしゃ</u>性がある	
11, 小腸の内面には<u>りんじょう</u>ヒダがある	

Exercise 2　下線部分のひらがなを漢字で書いてみましょう。

	問題	解答欄
1,	口腔には3つの<u>だえきせん</u>がある	
2,	<u>せいちょう</u>ホルモンは下垂体前葉から分泌される	
3,	脳幹は<u>えんずい</u>、<u>きょう</u>、中脳の3つに分かれる	
4,	ブローカ野は<u>ぜんとうよう</u>にある	
5,	ウェルニッケ野は<u>そくとうよう</u>にある	
6,	耳は外耳、<u>ちゅうじ</u>、内耳の3部からなる	
7,	呼吸は<u>おうかくまく</u>や外肋間筋のはたらきによる	
8,	原尿は<u>にょうさいかん</u>で再吸収される	
9,	<u>だいのう</u>には<u>のうこう</u>という溝がある	
10,	体温調節中枢は<u>ししょうかぶ</u>にある	
11,	<u>すいぞう</u>にはランゲルハンス島がある	

参考文献

本書を作成するにあたり、以下の書物を参考にさせていただきました。著者の先生方に感謝いたします。

渡辺皓編著：図解ワンポイント解剖学、第 2 版、サイオ出版、2023
坂井建雄、岡田隆夫、宇賀貴紀著：人体の構造と機能 1 、解剖生理学、系統看護学講座　専門基礎分野、第11版、医学書院、2022
増田敦子監修：ステップアップ解剖生理学ノート、第 2 版、サイオ出版、2019
片野由美、内田勝雄著：図解ワンポイント生理学、サイオ出版、2015
田中喜美夫著：ナースのためのアクティブ心電図、サイオ出版、2014

さくいん

サ 行

マ 行

ヤ行　ラ行

ぶっつけ本番　解剖生理学試験
初級編

編　集	サイオ出版解剖生理学問題研究所
発行人	中村雅彦
発行所	株式会社サイオ出版
	〒101-0054
	東京都千代田区神田錦町 3-6　錦町スクウェアビル 7 階
	TEL 03-3518-9434　FAX 03-3518-9435
DTP	株式会社メデューム
印刷・製本	株式会社朝陽会

2024 年 7 月 25 日　第 1 版第 1 刷発行　　ISBN 978-4-86749-025-9

●ショメイ：ブッツケホンバン　カイボウセイリガクシケン
　　　　　　ショキュウヘン

乱丁本、落丁本はお取り替えします。